BEI GRIN MACHT SICH IHR WISSEN BEZAHLT

- Wir veröffentlichen Ihre Hausarbeit, Bachelor- und Masterarbeit

- Ihr eigenes eBook und Buch - weltweit in allen wichtigen Shops

- Verdienen Sie an jedem Verkauf

Jetzt bei www.GRIN.com hochladen und kostenlos publizieren

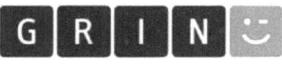

Bibliografische Information der Deutschen Nationalbibliothek:

Die Deutsche Bibliothek verzeichnet diese Publikation in der Deutschen National-
bibliografie; detaillierte bibliografische Daten sind im Internet über http://dnb.d-
nb.de/ abrufbar.

Impressum:

Copyright © 2008 GRIN Verlag, Open Publishing GmbH
Druck und Bindung: Books on Demand GmbH, Norderstedt Germany
ISBN: 9783668452688

Dieses Buch bei GRIN:

http://www.grin.com/de/e-book/366430/fragenkatalog-zur-pruefungsvorbereitung-
gerontopsychologie

Mirjam Peter

Fragenkatalog zur Prüfungsvorbereitung Gerontopsychologie

GRIN Verlag

FRAGEKATALOG MIT ANTWORTEN

1) Welche Funktionen hat eine Theorie im Kontext einer empirischen Wissenschaft wie der Gerontopsychologie?

- geordnetes Aussagesystem, das der Erklärung von Beziehungen zwischen angenommenen und / oder aufgezeigten Regelhaftigkeiten innerhalb eines bestimmten umschriebenen Bereiches der Realität (hier z.b. dem Phänomen des Alterns) dient

2) Wie kann man die wichtigsten gerontopsychologischen Theorien systematisieren?

- bereichsübergreifende vs. bereichsspezifische Theorien
- Betonung universeller vs. differentieller Elemente

3) Welche Artefakte können die empirischen Ergebnisse von Altersunterschieden beeinflussen?

- Kohortenzugehörigkeit (Bsp. „famous faces" -Test)
- physiologische Unterschiede
- Medikamente (z.B. bzgl. Geschwindigkeit der Verstoffwechslung)
- Tageszeiteffekte
- Selektivität und Mortalität
- sozioökonomischer Status

4) Was sind Grundthesen der Balteschen Konzeption einer Lebensspannenpsychologie?

- alle Altersbereiche für Entwicklungsprozesse gleich bedeutsam
- Plastizität in jedem Alter
- über die gesamte Lebensspanne Entwicklungsgewinne und -verluste
- Multidirektionalität und -dimensionalität
- Entwicklung ist immer historisch und kontextuell eingebettet
- multidisziplinäre Betrachtungsweise
- Kontextualismusprinzip

5) Was bedeutet „Selektive Optimierung und Kompensation" und wie kann man Teilaspekte dieses Modelles überprüfen?

bereichsübergreifende Theorie:

- ein Ansatz „erfolgreichen Alterns"; Baltes & Baltes (1989)
- Grundannahme, dass ältere Personen angesichts von Einschränkungen oder Verlustprozessen aktiv und flexibel auf die Lebensgestaltung einwirken, im Hinblick auf das Ziel einer Stabilisierung / Verbesserung des Wohlbefindens

empirische Überprüfung:

- Salthouse (1984): Studie, in welcher die Produktivität / Schreibgeschwindigkeit älterer und jüngerer Schreibkräfte verglichen wurde --> ältere Personen zeigten eine vergleichbare Geschwindigkeit aufgrund des Anwendens kompensatorischer Strategien
- Grignac (2002): Studie, in welcher die drei Anpassungsprinzipien eingesetzt wurden im Zusammenhang mit der Beeinflussung der Lebensqualität bei einer chronischen Krankheit
- Kliegel, Martin et al. (2004): Studie, in welcher Leistungen in Planungsaufgaben von jüngeren und älteren Personen verglichen wurden (abstrakte vs. alltagsnahe Aufgaben)

6) Welche Vorteile bieten Quer- und Längsschnittstudien?
- Wahl des Forschungsdesigns ist abhängig von der Fragestellung
- da es bei gerontopsychologischen Fragestellungen v.a. um die Untersuchung von Entwicklungsprozessen geht, werden grösstenteils Längsschnittstudien durchgeführt

Exkurs: Methodenlehre: Merkmale von Quer- vs. Längsschnittstudien:

Querschnittstudien:

- *Idee: „Altersveränderungen der Eigenschaften von Personen schlagen sich in Altersunterschieden nieder" --> Altersunterschiede zu einem bestimmten Zeitpunkt als Ergebnis dieser Veränderungen*

- *Vorgehen: Erheben von Daten von mindestens zwei Kohorten bzgl. einem oder mehreren Merkmalen zu einem Zeitpunkt*

- Vorteile /Besonderheiten:
  - o vielfach sind Kohorteneinflüsse (möglicher konfundierender Faktor) auf intraindividuelle Entwicklungen relativ gering
  - o ökonomischer als Längsschnittstudien
  - o Beziehung zwischen einer erklärenden Variablen (z.B. körperliche Leistungsfähigkeit) und der zu erklärenden Variablen (z.b. Gedächtnisleistung) wird künstlich erhöht, wenn beide Variablen mit der gleichen alterskorrelierten Variablen (z.B. Erkrankungen, die im Alter häufiger vorkommen) zusammenhängen

- Nachteile / Besonderheiten:
  - o Konfundierung dadurch, dass Personen in unterschiedlichen historischen Kontexten geboren wurden und gelebt haben --> z.b. in SLS (Schaie, 1996) nachgewiesen
  - o Kohorteneffekte bzgl. schulischer Bildung --> kann zu einer Überschätzung von Leistungsverlusten im Alter führen
  - o unklare Frage: Sind Alterseffekte auf Altersveränderungen / Kohortenunterschiede oder Entwicklungskontexte zurückzuführen?

Längsschnittstudien:

- Idee: da es bei Forschungsfragen der Gerontopsychologie vornehmlich um Veränderungen geht, ein oft verwendetes Forschungsdesign

- Vorgehen: STP von Personen wird zu mehreren Zeitpunkten hinsichtlich spezifischer Veränderungen (z.B. bzgl. kognitiver Ressourcen) gemessen (Bsp. einiger Längsschnittstudien: BASE, ILSE, SLS, SWILS-O) --> (z.B. kompensatorische Prozesse, Lernprozesse)

- Nachteile / Probleme:
  - o 1. Historische Einflüsse --> Kohorteneffekte (z.B. aufgrund politischer Umstände u.a.); Stärke des Einflusses ist abhängig von untersuchtem Material / untersuchten Merkmalen
    --> Strategie: Untersuchung mehrerer Kohorten, um abzuschätzen inwieweit Veränderungen auf historische Einflüsse (Kohorteneffekte) zurück zu führen sind

  - o 2. Übungseffekte --> widerspiegeln Testleistungsveränderungen über die Zeit hinweg; Lerneffekte --> Strategie: mit Baseline-STP vergleichen

  - o 3. eingeschränkte Vergleichbarkeit von Messinstrumenten:
    - Regression zur Mitte
    - Stichprobenausfall
    - Selektivität der Teilnahme

- Beispiel einer Längsschnittstudie
  - o SOEP = sozioökonomisches Panel):
    Handelt es sich bei beobachtbaren Veränderungen um Alterseffekte oder Kohorteneffekte oder ein inhaltlich wichtiges Artefakt?

- „Wie verändert sich ihr Wohlbefinden mit dem Alter?" (bzgl. Wohlbefindensparadox)
  - Fazit: Wohlbefindensparadoxon lässt sich aufgrund einer Kombination von Alters- und Kohorteneffekt erklären

Gemischtes Design: Kombination aus Quer- und Längsschtnittstudie

Kohortensequenzmodell (Schaie)

7) Welche Arten von Erhebungsverfahren gibt es in der Gerontopsychologie?

- psychometrische Verfahren
  - o am häufigsten eingesetzt, v.a. im Bereich der Erfassung kognitiver Leistungen
  - o standardisierte Durchführung, Auswertung und Interpretation
  - o hoher Standardisierungsgrad: Gütekriterien: Objektivität, Validität, Reliabilität
  - o Bsp: WMS III (bis 89 J.), RBMT (bis 96 J.), NAI (bis 95 J.)
  - o diverse Einwände bzgl. Vergleichbarkeit von Messinstrumenten angesichts altersspezifischer Besonderheiten

- Befragungen
  - o schriftlich oder mündlich
  - o unstrukturiert, halbstrukturiert oder strukturiert
  - o Bsp. einer retrospektiven Datenerhebung:
    - im Zh. mit autobiographischem Gedächtnis
  - o Verzerrungen
    - Spezifität der Fragestellung: je spezifischer, desto differenziertere Auskunft möglich
    - „reminescence bump" des autobiographischen Gedächtnisses: Ereignisse der letzten zehn Jahre sind einem normalerweise am präsentesten --> Befragungstechniken: Anker setzen

- Verhaltensbeobachtung
  - o Welche Verhaltensweisen treten in einem bestimmten Zeitraum auf? (Bsp. Erfassung emotionaler Schmerzindikatoren)

4

8) Welche Besonderheiten sind bei der Auswahl und Interpretation von Erhebungsverfahren bei älteren Personen zu berücksichtigen?

- Zeitdruck: ältere Personen scheinen besonders darunter zu leiden
  - Möglichkeit, dem zu entgegnen:
    - Man lässt sie das Tempo selbst bestimmen (self-paced)
    - Man vergleicht Tests, in denen unter Zeitdruck gearbeitet werden musste mit Tests ohne Zeitdruck

- Material: bzgl. Vertrautheit mit dem Material
  - Vertrautheitseffekt
    - ältere Personen schneiden bei alltagsnahem Material besser ab

- Instruktion: besonders relevant, wenn Personen mit Testsituation nicht vertraut sind
  - z.B. 1) „Machen Sie die Aufgabe so gut wie Sie können"
    vs.
    2) „Machen Sie dies so gut wie Sie können, weil die Ergebnisse dazu dienen, ein Training zu entwickeln, welches Personen mit Gedächtnisschwierigkeiten helfen wird"
    --> leichte Aufgabe: bei Instruktion 2) besser geeignet
    --> schwierige Aufgabe: bei 1) Instruktion besser geeignet

- Kohortenunterschiede

9) Welche Rolle spielt die Stichprobenselektivität in längsschnittlichen Untersuchungen bei älteren Menschen?

- bei gerontopsychologischen Studien ein Aspekt, den es besonders zu berücksichtigen gilt
- Interpretation der Daten, Repräsentativität
  - z.B. Wer erklärt sich bereit, an einer 20 bis 30 Jahre dauernden Studie teilzunehmen? Wer bleibt auch nach der ersten Messung dabei?
  - eine Möglichkeit, diesem Problem zu entgegnen: Stichprobenschichtung (siehe BASE), d.h. immer gleichviele Männer und Frauen pro Altersgruppe (über 90jährige männliche Personen sind

im Verhältnis überrepräsentiert) --> bei Interpretation der Daten berücksichtigen

10) Welche Bedeutung haben Veränderungen der Seh-, Hör- und psychometrischen Leistung auf den Alltag älterer Personen?

- z.B. von Relevanz für Autofahren, Kartenlesen, Lesen, Orentierung (Hinweisschilder entziffern)

11) Welches sind die wichtigsten Veränderungen in der Sensorik mit dem Alter und welche interindividuellen Unterschiede bestehen?

- Beeinträchtigung der Seh- und Hörleistung: Daten siehe z.B. BASE
  - o visueller Bereich: Sehbeeinträchtigungen typischerweise ab ca. 45 J.
    - Flexibilität, Brechkraft
    - Blendempfindlichkeit, Kontrastsensitivität (höhere Beleuchtungsstärke für Wahrnehmung desselben Kontrastes erforderlich)
    - längere Dunkelheits- und Helligkeitsadaptationsdauer
    - eingeschränktes UFOV (useful field of view; nutzbares Gesichtsfeld), z.b. erschwerte Wahrnehmung für periphere und langsame Bewegungen
    - Testverfahren: Kontrast: Kontrastmessung, Auflösung, Landolt-Ringe, Snellen-Chart, Detektionsleistung (Studie Scanning), visuell-räumliche Orientierung: Uhrentest
    - klinischer Befund: veränderte Sakkadenleistung (komplexe Augenbewegungen) bei Demenz vom Alzheimertyp, jedoch nicht bei Parkinson --> differenzialdiagnostische Relevanz

  - o auditorischer Bereich: bzgl. Geschlechterverhältnisse unklar, ob Frauen eher angeben Hörprobleme zu haben als Männer
    - Hörschwellenveränderung
    - Hörauflösung (Fähigkeit, zwei Töne voneinander zu unterscheiden): unbeeinträchtigt ca. 3 ms, im Alter bis auf 5 ms anwachsend

12) Welches sind die wichtigsten theoretischen Ansätze zur Erklärung sensorischer bzw. psychomotorischer Veränderungen im Alter?

- common cause Hypothese: gemeinsame Ursache sensorischer und kognitiver Beeinträchtigungen
  - aufgrund hoher gemeinsamer Varianz von Sensorik und Wahrnemungsgeschwindigkeit wird geschlossen, dass beides auf diselbe Ursache zurückgeht

13) Wie kann man die kognitiven Ressourcen Intelligenz, Gedächtnis und Handlungssteuerung messen?

- für Erhebungen kognitiver Leistungen: psychometrische / standardisierte Tests
  - z.b. NAI, CERAD, Uhrentest (visuell-räumliche Orientierung), RMBT (river mead behaviour test)

14) Was meint die These „Es gibt grosse interindividuelle Unterschiede in der kognitiven Entwicklung im Alter?"

  - dass sich individuelle Entwicklung kognitiver Ressourcen über die Lebensspanne interindividuell unterscheiden in Abhängigkeit von interindividueller Variabilität u.a.:
    - Lebensstilfaktoren
    - motivationalen Faktoren (z.B. Depressivität korreliert negativ mit Gedächtnisleistung)
    - Umweltfaktoren
    etc

15) Was versteht man unter Multidimensionalität und Multidirektionalität der kognitiven Entwicklung im Alter?

- ein Aspekt des Ansatzes der Lebensspannenpsychologie (bereichsübergreifend)
- Multidimensionalität: kognitive Entwicklung über die Lebensspanne betrifft mehrere Ressourcenbereiche
- Multidirektionalität: einzelne Ressourcenbereiche können sich in unterschiedliche Richtungen entwickeln (z.B. Stabilität eines Ressourcenbereiches trotz Beeinträchtigung eines anderen Bereiches)

16) In welchen kognitiven Entwicklungsbereichen findet man typischerweise Verluste, in welchen Gewinne und in welchen Stabilität?

--> Zweikomponentenmodell der Intelligenzentwicklung

- Gewinne:
  - o kristalline Intelligenzleistungen, wie verbales Wissen (Wortschatz, z.B. MWT) und Erfahrungswissen (pragmatisch-kristalline I.)

- Verluste:
  - o fluide Intelligenz nimmt im Mittel ab (mechanisch-fluide I.) --> biologisch determiniert

- auch innerhalb von Bereichen sind Unterschiede möglich:
  - o Gedächtnis (allg. zu beachten: interindividuelle Unterschiede):
    - episodisches Gedächtnis: die grössten Unterschiede, wobei kaum Altersunterschiede z.B. bzgl. Wiedererkennen, jedoch alterskorrelierte Beeinträchtigungen bzgl. aktivem Abruf
    - semantisches Gedächtnis: geringe Unterschiede
    - prozedurale und implizite Gedächtnisleistungen: geringe Unterschiede
    - Arbeitsgedächtnis: alterskorrelierte Beeinträchtigungen, z.B. bzgl. Inhibition
    - prospektive Gedächtnisleistungen: in alltagsnahen Aufgaben --> ältere Personen besser

17) Was ist das prospektive Gedächtnis und wie kann man den Prozess des prospektiven Erinnerns beschreiben?

- sich zeit- oder ereignisbasiert an das Ausführen einer Handlung zu erinnern
  - o Bezug zu Handlungssteuerung (selbstinitiierter Abruf); retrospektive und prospektive Komponente

18) Wie beeinflusst die Persönlichkeit das Altern und wie beeinflusst das Altern die Persönlichkeit?

- unterschiedliche theoretische Annahmen:

o 1. Entwicklung von Persönlichkeitseigenschaften finde vorwiegend vor dem 30. Lebensjahr statt --> „Plaster Hypothese" (Costa & Mc Crae)

o 2. Entwicklung, d.h. Veränderung finde über die gesamte Lebensspanne statt --> „kontinuierliche Interaktion zwischen biologischen Einflüssen, der Kultur oder dem Individuum"

o 3. integrative Position --> „Lebensspannenpsychologie": Veränderung und Stabilität über die gesamte Lebensspanne

19) In welchem Ausmass und in welche Richtung verändert sich die Persönlichkeit über die Lebensspanne bis ins höhere Alter?

- strukturelle Stabilität und Veränderung der Persönlichkeit
- differentielle Stabilität und Veränderung der Persönlichkeit
- Prinzip der kumulativen Kontinuität

20) Welches sind mögliche Gründe für Veränderung und Stabilität der Persönlichkeit?

- Veränderung von sozialen Rollen und des Arbeitsstatus
- Mechanismen, die Veränderungen unterstützen und Stabilität aufrecht erhalten
- Einflussfaktoren: Personvariablen, biolog./genet. Variablen, Umweltvariablen
- personbezogene Mechanismen: Streben nach Konsistenz, Identität (Annahme: starke Identität als Filter für von aussen kommende Informationen)

21) Welche Veränderungen der Situation älterer Arbeitnehmer zeichnen sich für die kommenden 10 Jahre ab?

- Demographische Veränderungen: Verhältnis verschiebt sich in Richtung eines höheren Anteils älterer Arbeitskräfte (Durchschnittsalter erwerbender Personen 1996: 39,8. 2010: 40,7).

22) Welche Bedeutung hat lebenslanges Lernen aus Sicht älterer Arbeitnehmender und aus der Sicht der Betriebe?

- Anforderungen an Arbeitnehmende:
  o Bereitschaft zur fortwährenden Weiterbildung, Flexibilität

- Anforderungen an Betriebe:
    - o Erhalten des Qualifikationspotentials durch verschiedene Tätigkeiten und Aufgabenfelder
    - o bzgl. Personalpolitik: alternsbezogenes Personalmanagement erforderlich

23) Welche Stärken und Schwächen haben ältere Arbeitnehmende?
- Erfahrung
- u.a. höheres Krankheitsrisiko älterer Personen

24) Welche Interventionen unterstützen ältere Arbeitnehmende oder Betriebe im Umgang mit älteren Arbeitnehmenden?
- Anpassungen an Erfordernisse, z.B. ergonomische Arbeitsplatzgestaltung

25) Durch welche Massnahmen könnte man die Weiterbildungsbeteiligung älterer Arbeitnehmender erhöhen?
- Aufzeigen von veränderten Ausgangsbedingungen
- Thematisieren von Plastizität Alter
- Miteinbeziehen und Mitsprachemöglichkeiten ermöglichen
- Anreize schaffen

26) Welche Unterschiede gibt es zwischen sozialen Beziehungen, sozialem Netzwerk und sozialer Unterstützung?
- *soziale Beziehungen*: Faktoren und interpersonale Interaktionen, die sozialen Austausch zwischen   Personen beschreiben, wie z.b. Erfahrungsaustausch, Reziprozität unterstützender Handlungen
- *soziales Netzwerk*: objektive Charakteristika zur Beschreibung von Personen mit denen jemand interpersonale Beziehungen unterhält, wie z.b. Alter, Geschlecht, jeweilige Rollenbeziehung, empfundene Nähe
- *soziale Unterstützung*: Qualität von sozialen Beziehungen im Sinne des Austausches von Unterstützung, z.B. durch instrumentelle Hilfeleistungen, emotionale Unterstützung, Aufbau / Unterstützung gemeinsamer Werte

27) Auf welche Weise können alternde Personen ihre soziale Beziehungen gestalten?

- sozioemotionale Selektivitätstheorie (Carstensen, 1992): regulatorische Massnahmen, um im Alter über die Zeit zunehmend limitierte Energieressourcen weiter effizient nutzen zu können
- drei wesentliche Grundmotive, nach denen soziale Interaktionen initiiert und aufrecht erhalten werden:
  - 1. zur direkten Emotionsregulation
  - 2. zur Entwicklung des Selbstkonzeptes
  - 3. zur Informationssuche

- Prioritäten verschieben sich im Laufe der Entwicklung über die Lebensspanne
- ökologische Theorie des Alterns: für Umweltbedingungen sorgen, die soziale Aktivitäten den eigenen Bedürfnissen entsprechend fördern (z.b. Wohnort Stadt vs. Abgelegen usw.)

28) Welche Faktoren beeinflussen die Qualität dyadischer Beziehungen im Alter?

- gesundheitlicher Zustand (psych. und physisch) respektive Coping- und Unterstützungsfaktoren bei Erkrankung eines Partners
- weitere Einflussfaktoren: Bildung, Einkommen, Persönlichkeitsfaktoren, (sozialer) Kontext

29) Welchen Einfluss hat die Qualität sozialer Beziehungen auf andere Kompetenzbereiche?

- kann motivationale, emotionale und indirekt auch kognitive Faktoren beeinflussen

30) Welches sind die wichtigsten Modelle zur Erklärung der Wechselwirkung von alternden Personen und Umwelten?

- Entwicklungskontextualismus: Wechselwirkung Person – Umwelt
- Ökologie und Altern: Wie sucht sich eine Person bestimmte Umwelten aus? Und welche Entscheidungen trifft sie bzgl. Nutzen von Fähigkeiten?

- Person, Umwelt und Altern: Anpassungsprozesse (inwiefern gelingt Personen, sich an verändernde Umwelten anzupassen?) und Gestaltungsprozesse (inwiefern gelingt es Personen, ihre Umwelt so zu gestalten, dass sie selbst sich wenig verändern müssen?)
- Person-Umwelt-Stress-Ansatz: Was im Alter als besonders entlastend empfunden wird: Verringerung an Privatheit; Verringerung der Möglichkeit, Kontrolle auf die eigene Umgebung auszuüben
- Person-Umweltpassungsansatz (Carp & Carp, 1987): Charakteristika der Umwelt sollten mit persönlichen Bedürfnissen oder Persönlichkeitseigenschaften möglichst übereinstimmen
- Umweltdruck (environmental press)-Modell (Lawton et al.): Ausmass an Umweltdruck sollte an das Kompetenzniveau einer Person angepasst sein und Umweltdruck ist umso grösser, je mehr Barrieren, z.B. in einer Umwelt bestehen.
  - Kriterien für Umweltdruck: Neuartigkeit, Unregelmässigkeit u.a.
- Umweltanforderungskompetenzansatz: Kompetenzeinbussen führen zu veränderten Umweltbedürfnissen. Bedeutung der Umwelt mit zunehmendem Alter grösser

- Regulative Ansätze: Individuum im Mittelpunkt: Erlangen eines möglichst hohen Wohlbefindens könne von einer Person aktiv hergestellt werden
  - z.B. basierend auf Lawton et al: Anforderungsniveau an verändertes Kompetenzniveau anpassen
  - ökogerontologische Aspekte eines Hauses

31) Welche Bedeutung haben subjektive Bewertungen der Umwelt für deren Auswahl und Gestaltung?

- Bedeutung der Umwelt nimmt mit zunehmendem Alter zu; aufgrund dessen ist davon auszugehen, dass mehr Anpassungs- und Gestaltungsprozesse stattfinden, um das Wohlbefinden der älteren Personen aufrecht zu erhalten

32) Nach welchen Kriterien werden in der Gerontopsychologie Wohnumwelten bewertet?

- subjektive Bewertung einzelner Aspekte: „Was ist Ihnen an Ihrer Wohnsituation am wichtigsten?"
- Faktor Kontrollgefühl: „Haben Sie Kontrolle darüber, was in der eigenen Wohnung vor sich geht?"

33) Welche Alternsveränderungen gibt es im Hinblick auf die Bedeutung von Personfaktoren und Umweltfaktoren für die Entwicklung von Wohlbefinden?

- z.b. Umzug in eine Institution als kritisches Lebensereignis

34) Welche Ereignisse können als alterstypisch betrachtet werden?

- gesundheitliche Veränderungen
- Verlust nahe stehender Personen
- Änderungen des beruflichen Status
- „Centering": Darstellung von Entwicklungsverläufen rund um ein Ereignis (vs. als Altersverläufe darstellen)

35) Von welchen Faktoren hängt das Ausmass an Belastung durch Lebensereignisse im Alter ab?

- Verfügbarkeit von sozialer Unterstützung
- Nutzen von sozialen Netzwerken

36) Welche Ursachen von Lebensereignissen können unterschieden werden?

- natürliche Lebensereignisse
- Lebensereignisse im Zh. mit Entwicklungsaufgaben
- Vulnerabilitäts-Stress-Modell: z.B. traumatische Erlebnisse u.ä.

37) Welche Rolle spielt der Zeitpunkt oder das Alter beim Auftreten eines Lebensereignisses für die Möglichkeiten der Bewältigung?

- Unterschiedliche Gewichtung, auch in Abhängigkeit vom Alter beim Auftreten eines Lebensereignisses
- Beschäftigung mit gesundheitlichen Problemen gewinnt z.B. im Alter an Bedeutsamkeit

38) Welche Grundannahmen kennzeichnen die Terror Management Theorie?

- Terror im Sinne von existenzieller Angst vor dem Nichts
- bewusste und unbewusste Aspekte, Selbsterhaltungstrieb
- Aufwertung von eigener Kultur, der eigenen Bezugsgruppe

Exkurs: einige wichtige Begriffe / Stichworte:

Gegenstand der Gerontopsychologie
- Definition Alter: biolog., demograph., subjektiv
- Entwicklung im Alter: Was verändert sich in Erleben, Verhalten, Denken, Wahrnehmen, Gedächtnis, soziale Beziehungen?
- Altersunterschiede und alterskorrelierte Veränderungen
- Allgemeine Entwicklung von Kompetenzen
- Variabilität und Entwicklung
- Plastizität von Entwicklung im Alter
- Methoden der Gerontopsychologie

Einteilung des Alters
- Vorberufsalter
- Berufsalter (auch: „mittleres Alter")
- Ruhestandsalter (auch: „Alter"; 66-80 j.)
- nach Überschreitung der durchschnittlichen Lebenserwartung (auch: „hohes Alter"; 80+; „extrem hohes Alter": 100+)

weitere Einteilungen
- biologisches Alter
- funktionales Alter

Was braucht eine gute Theorie?
- Umfang: weites Gebiet ohne inneren Widerspruch
- Ökonomie: sparsam, weniger umfangreich als Phänomen
- intersubjektive Überprüfbarkeit: beobachtbar, wiederholbar, logisch nachvollziehbar
- Voraussagefähigkeit: Objektivität
- Flexibilität: offe für neue Informationen, aber nicht für alle möglichen und unmöglichen Daten

Bewertung gerontologischer Theorien

- logische Adäquatheit
    - ✓ Konsistenz
    - ✓ Widerspruchsfreiheit

- operationale Adäquatheit
    - ✓ operationale Definitionen
    - ✓ Hypothesen ableitbar

- Empirische Adäquatheit
  - ✓ Replizierbarkeit
  - ✓ Generalisierungsfähigkeit

- Pragmatische Adäquatheit (wichtig für psycholog. Interventionen: „Kann aus der Theorie abgeleitet werden, wo Interventionen oder Präventionsmassnahmen ansetzen müssten?)
  - ✓ Relativität von Prüfung und Bewährung von Theorien

Prototypen älterer Menschen in der Wahrnehmung jüngerer:

PROTOTYPEN	MERKMALE
perfect grandparent	familienorientiert, vertrauenswürdig
golden age	gut informiert, unabhängig, produktiv
John Wayne	hart, patriotisch, nostalgisch
severely impaired	krank, arm, inkompetent
shrew	unflexibel, verstockt
despondent	ängstlich, hypochondrisch
recluse	zaghaft, frustriert

Was ist eine Theorie?
- Netz, um psychologisches Altern einzufangen
- Funktion: verfügbare Tatsachenbefunde zu einem strukturierten Ganzen verknüpfen. Dazu braucht sie (hypothet.) Konstrukte, (explikative und deskriptive) Hypothesen, (unabhängige, abhängige und intervenierende) Variablen und Gesetze

Was sind Hypothesen?
- Annahmen über den Zusammenhang zwischen Phänomenen

Konstrukte
- nicht direkt beobachtbar

Variablen
- Grössen zur Beschreibung / Erklärung von Phänomenen

Gesetze
- invariante Beziehungen

bereichsübergreifende Theorien
- bzgl. Bereichen wie Persönlichkeit, kognitive Leistungsfähigkeit, körperliche Leistungsfähigkeit, soziale Beziehungen

- *Entwicklungsaufgaben*
- *Lebensspannenpsychologie*
- *Mechanistische Defizitmodelle des Alterns*
- *Theorien des erfolgreichen Alterns (z.B. SOK)*

bereichsspezifische Theorien
- *Theorien zur kognitiven Entwicklung*
  - *Speed-Hypothese, Common Cause, Dedifferenzierungshypothese*
- *Theorien zur sozio-emotionalen Entwicklungsregulation*
  - *Sozio-emotionale Selektivitätstheorie, primäre und sekundäre Kontrolle, Entwicklungsregulation durch Assimilation und Akkomodation*

SOK
- *Theorie der selektiven Optimierung mit Kompensation*
- *Einordnung: bereichsübergreifende Theorien --> erfolgreiches Altern*
- *Selektion: Neuformulierung von Entwicklungszielen und Präferenzen*
- *Optimierung: Erwerben oder Verbessern von Mitteln, Ressourcen und Handlungsweisen (z.B. Aufmerksamkeit, Anstrengung, Übung, Zeit, Motivation, externe Hilfe)*
- *Kompensation: Neuerwerb oder Anwendung von Strategien zur Wiederherstellung eines früheren Entwicklungsstatus bzw. von Wohlbefinden*

Lebensspannenpsychologie (bereichsübergreifender Ansatz)
- *alle Altersbereiche sind für Entwicklung gleich bedeutsam*
- *Multidimensionalität und -direktionalität*
- *Entwicklungsgewinne und – verluste in jedem Stadium*
- *Plastizität in jedem Alter*
- *historische und kontextuelle Einbettung*

Literaturangaben

Martin, M. & Kliegel, M. (2005). *Psychologische Grundlagen der Gerontologie.* Stuttgart: Kohlhammer.

BEI GRIN MACHT SICH IHR WISSEN BEZAHLT

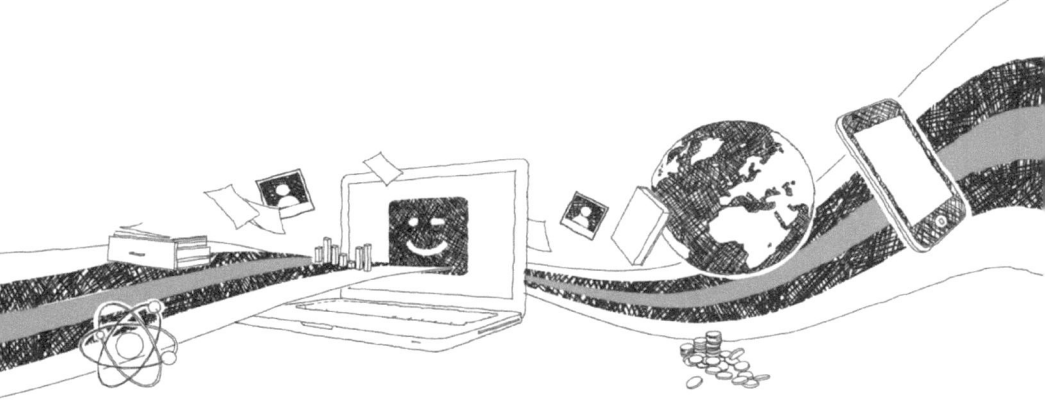

- Wir veröffentlichen Ihre Hausarbeit,
  Bachelor- und Masterarbeit

- Ihr eigenes eBook und Buch -
  weltweit in allen wichtigen Shops

- Verdienen Sie an jedem Verkauf

Jetzt bei www.GRIN.com hochladen
und kostenlos publizieren